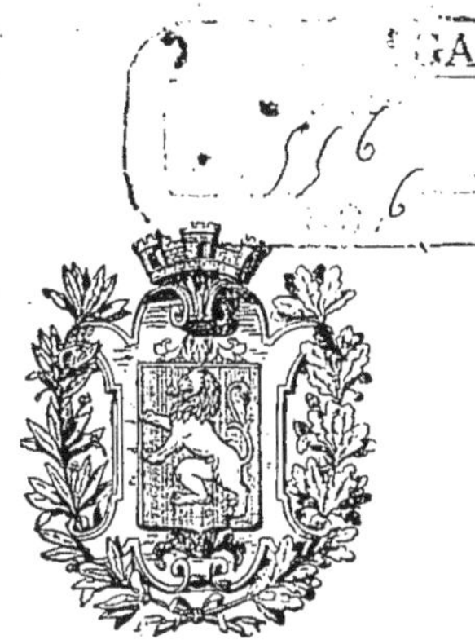

Dr Edmond CAMUS

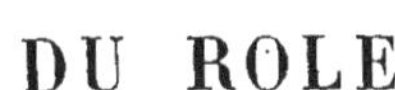

DU ROLE DE LA PERSISTANCE DES GERMES DANS LES TRANSMISSIONS DE LA DIPHTÉRIE

(ÉTUDE CRITIQUE)

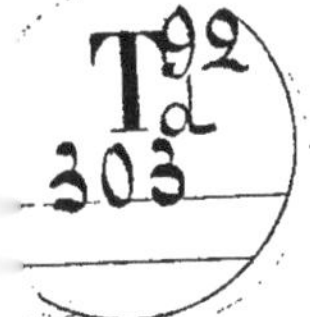

A.-H. STORCK, ÉDITEUR
LYON

Dr Edmond CAMUS

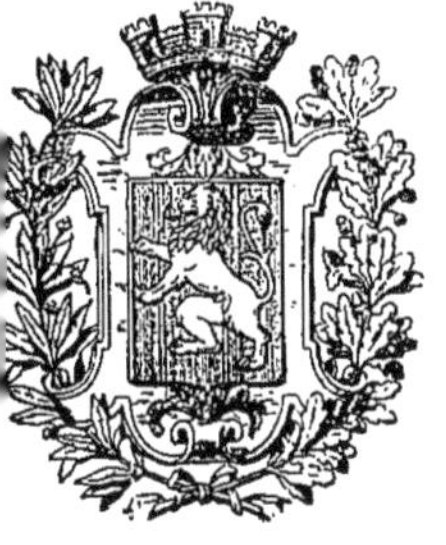

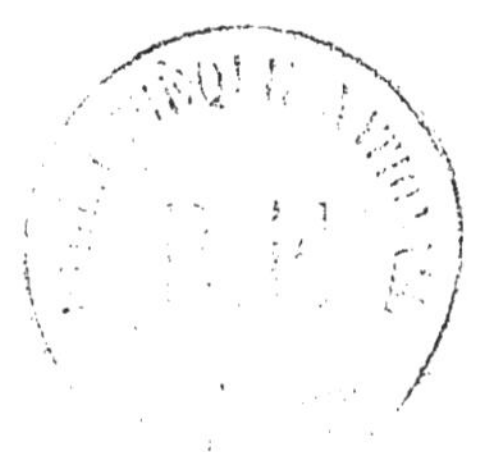

DU ROLE

DE LA

PERSISTANCE DES GERMES

DANS LES

TRANSMISSIONS DE LA DIPHTÉRIE

(ÉTUDE CRITIQUE)

A.-H. STORCK, ÉDITEUR
LYON

Nous devons à M. le professeur Bard l'idée première de cette étude. Il ne nous a ménagé, pour la mener à bonne fin, ni son temps, ni ses savants conseils ; en nous faisant l'honneur d'en accepter la présidence, il daigne y attacher d'une manière définitive l'autorité de son nom. Il nous est doux, après cela, de lui rendre ici, au début de ce travail, le public hommage de notre respectueuse reconnaissance.

M. le professeur agrégé Roux, avec une amabilité dont nous sommes heureux de le remercier ici, a mis à notre disposition des documents importants.

Ce modeste travail est dédié à tous ceux qui ont contribué à notre instruction :

A mon père, qui fut mon premier maître ;

A nos professeurs du collège de Béthune et de la Faculté de Lille ;

A nos chefs de l'Ecole de Santé militaire, nos maîtres de la Faculté et des Hôpitaux de Lyon. Guidé au début de nos études par l'action première des uns, nous avons pu ainsi mettre à profit, d'une façon entière, les hauts enseignements de l'Ecole lyonnaise, dont nous sommes fier de nous réclamer.

INTRODUCTION

La diphtérie, maladie épidémique et contagieuse, se propage de trois façons différentes : par contagion indirecte ou directe, c'est-à-dire avec ou sans intermédiaire, par persistance des germes.

La contagiosité est reconnue depuis longtemps. Samuel Bard n'avait pas été le premier à affirmer que les « angines suffocantes » étaient contagieuses : niée par Home, elle fut admise par Bretonneau et Trousseau, et à leur suite, par la majorité des médecins. Les recherches bactériologiques contemporaines n'ont fait que confirmer les enseignements de l'observation clinique ; le rôle de la contagion dans le développement et la transmission de la maladie est considérable.

L'idée de la persistance des germes est relativement récente. Car elle supposait, au préalable, la démonstration d'une cause morbigène, première, d'essence supérieure aux influences pathologiques ordinaires, telles que l'action des météores, les vices de l'alimentation ou de l'habitation.

Or, c'est tout près de nous, au commencement de la deuxième moitié de ce siècle, que l'existence d'un contage vivant, extérieur à l'homme, source de la plupart de nos maladies contagieuses, a été victorieusement mise en évidence par les travaux de l'école de Pasteur.

L'idée de la persistence des germes et de son rôle dans la transmission des maladies est exposée dans une remarquable clinique sur la contagion par Trousseau, qui fit la médecine en observateur sagace et éclairé, en orateur et en poète :

« Ces miasmes, ces principes, ces germes, peu importe la dénomination qu'on leur donne, peuvent rester latents, sommeiller plus ou moins longtemps enfouis dans les substances inorganiques ; puis, à un certain moment, dans certaines conditions telluriques, atmosphériques, que nous ne connaissons pas non plus, mais dont personne ne révoque l'influence, ils se développent pour frapper ceux qu'ils trouvent prédisposés à les recevoir. »

A vrai dire, c'était plus une hypothèse qu'une explication basée sur des faits précis. Elle émanait d'un maître incontesté, au moment où la théorie de la génération spontanée était fortement ébranlée par les premières expériences de Pasteur ; elle était simple, commode, séduisante ; elle s'imposait aux hygiénistes qui l'admirent, expliquant ainsi, par la transmission dans le temps, l'apparition d'épidémies inexplicables par la transmission à travers l'espace.

La découverte récente du bacille de Lœffler, l'étude expérimentale de sa vitalité et de sa résistance, parurent asseoir sur une base scientifique inébranlable l'hypothèse de la persistance.

La conception première de Trousseau était confirmée, au moins dans son essence.

Les hygiénistes actuels les plus compétents ont souvent invoqué cette cause pour expliquer des cas où la contagion n'existait pas ou était passée inaperçue, même ayant été soigneusement recherchée. D'après ces quelques exemples, on s'accorda même à admettre, sans préciser autrement, que le rôle de la persistance dans la genèse de la maladie était important.

Or, des découvertes récentes sur la contagion ont permis d'étendre considérablement le domaine de celle-ci ; des enquêtes minutieuses ont retrouvé la filiation et la contagion directe ou indirecte dans presque tous les cas.

La persistance devenait-elle moins fréquente ? Il était plus naturel de penser qu'elle avait été exagérée au début ; cela découle aussi de ce travail où nous avons essayé de déterminer, par les différents moyens d'investigation qu'emploie l'épidémiologie : l'expérimentation, l'observation, la statistique, la part exacte qui revient à la persistance des germes dans la transmission de la diphtérie.

La question n'a pas d'ailleurs qu'un intérêt purement spéculatif.

En notre temps de sérums et de sérothérapeutes, il

n'est peut-être pas exagéré de dire encore avec M. Jules Rochard : « Il est plus facile d'empêcher cent malades de contracter une maladie que d'en guérir un seul. » Or, on évite d'autant mieux un ennemi qu'on connaît mieux ses habitudes, ses feintes, ses moyens d'attaque. Ici, l'ennemi, c'est le bacille de Lœffler ; le secret de sa force est dans la puissance de la contagion directe ou indirecte et dans sa persistance.

Notre travail est ainsi divisé :

Ier chapitre. — Exposé des recherches expérimentales concernant la vitalité du bacille de Lœffler.

IIe et IIIe chapitres. — Dans ces deux chapitres, nous avons recherché la valeur des arguments tirés de l'étude des faits isolés et des faits portant sur les communautés ;

IVe chapitre. — Statistiques de réapparition de la diphtérie dans les mêmes maisons.

V^e^ chapitre. — Conclusions.

VIe chapitre. — Conséquences pratiques de ces conclusions.

CHAPITRE PREMIER

Recherches expérimentales sur la vitalité du bacille de Lœffler

Les recherches de laboratoire nous ont appris que le bacille de Lœffler est présent dans la fausse membrane, dans la salive et l'expectoration, qu'il reste souvent avec sa virulence dans la bouche pendant plusieurs semaines après la terminaison de la maladie. Par l'expectoration et par la salive, les bacilles peuvent atteindre les objets extérieurs, s'y fixer, et, sous le concours de circonstances favorisant la vie parasitaire en général, y vivre une vie plus ou moins longue dont les expérimentateurs ont essayé de déterminer la durée.

La question est plutôt posée que résolue dans le premier mémoire publié par MM. Roux et Yersin, intitulé : « Contribution à l'étuve de la diphtérie » (*Annales de l'Institut Pasteur*, année 1893), avec qui commence l'histoire expérimentale du bacille de Lœffler, elle se trouve complètement traitée dans le troisième mémoire des mêmes auteurs, paru en 1890, sous le titre : « Conservation du virus diphtérique en dehors de l'organisme ».

Les expériences sont nombreuses et bien conduites, et les auteurs, sous ce rapport comme sous tant d'autres, ne laisseront guère à leurs successeurs que le soin de vérifier leurs conclusions.

Nous reproduisons ici cette importante étude.

« Le bacille diphtérique se conserve très longtemps dans les cultures ; il n'est pas rare de trouver des colonies actives sur des tubes à sérum restés pendant plus de six mois à la température de la chambre. Des cultures en bouillon pouvaient être rajeunies après un séjour de cinq mois à 33° et de deux mois à 39°. Enfermées en tube clos, sans air et à l'abri de la lumière, elles conservent plus longtemps encore leur vitalité et leur virulence. Les bacilles contenus dans de semblables tubes, datant de treize mois, nous ont donné des cultures actives. Il ne se forme cependant pas de germes dans ces vieilles cultures ; les microbes ont des formes renflées et allongées ; ils se colorent mal ou ne se colorent plus mais ils périssent comme les bacilles jeunes quand on les chauffe à 58°.

Des bacilles provenant des cultures sur sérum ont été desséchés et conservés à 33° et à la température ordinaire à l'abri de la lumière, ceux gardés à 33° ne donnaient plus de cultures, et ceux restés à la température de la chambre étaient morts après quatre mois ;

à la température de 45°, ils étaient stériles après quatre jours.

Les expériences faites avec les fausses membranes sont plus intéressantes parce que les débris de pseudo-membranes et les crachats diphtériques desséchés produisent souvent des infections.

Une fausse membrane, extraite de la trachée d'un enfant au moment de la trachéotomie, est ensemencée sur sérum, puis enveloppée dans un linge. Quand elle est sèche, on plie le linge dans du papier, et on place le tout dans une armoire fermée à la température de la chambre. Sur le sérum il se développe, dès le lendemain, de nombreuses colonies spécifiques. Trois mois après, on fait un nouvel ensemencement avec un fragment de la membrane sèche : après vingt-quatre heures de séjour à l'étuve, la surface du sérum porte beaucoup de bacilles diphtériques. Après cinq mois de dessiccation la fausse membrane donne encore des colonies sur le sérum; elles croissent un peu plus lentement et sont moins nombreuses, mais elles sont formées par de beaux bacilles.

Si les débris d'une pareille fausse membrane étaient tombés sur une couverture, un matelas ou un plancher, pendant longtemps ils auraient été un danger pour ceux qui auraient été exposés au contat de leurs poussières.

Une fausse membrane, séchée de la même façon sur un linge et également très riche en bacilles diphtériques, a été conservée, suspendue à l'air et exposée à la pluie pendant les mois d'avril et mai 1890. Les ensemencements qui ont été faits avec cette membrane restée aux intempéries pendant un mois et demi n'ont donné aucune colonie diphtérique.

Sous l'action du soleil et de l'humidité alternant avec la sécheresse, le virus a été détruit assez rapidement

Les cas où la maladie paraît avoir été communiquée par des linges qui avaient servi à des diphtériques ne sont pas rares ; on en a cité qui étaient dus à des objets de literie conservés depuis deux ans. D'après ce que nous venons de voir, ce sont surtout les objets enfermés dans un lieu où l'air ne se renouvelle pas, à l'abri du soleil et de l'humidité, qui restent longtemps dangereux. A l'état humide, le virus ne résiste pas à la température de 58° maintenue pendant quelques minutes. L'eau bouillante suffit donc toujours à désinter les linges et les objets souillés par des produits diphtériques. Mais le virus sec supporte sans périr une chaleur de 98° prolongée pendant plus d'une heure. La résistance du virus desséché aux diverses causes de destruction explique la persistance de la diphtérie dans certains locaux, et nous fait comprendre pourquoi l'installation des pavillons d'isolement n'a pas suffi à supprimer les cas intérieurs dans certains hôpitaux.

Quelques-unes des recherches de MM. Roux et Yersin sont reproduites dans un mémoire intitulé *Recherches expérimentales sur le bacille diphtérique*, par MM. d'Espine et de Marignac (*Revue médicale de la Suisse romande*, nos 1 et 2, janvier et février 1890).

De ce mémoire très étendu, nous extrayons ce qui suit :

« La vitalité des bacilles de Lœffler, desséchés, se conserve très longtemps ; les auteurs ont constaté cette vitalité au bout de trois mois dans le laboratoire, mais l'expérience épidémiologique a montré qu'elle pouvait persister pendant plusieurs années.

Le bacille ne se développe pas à la température ordinaire ; il prospère dans l'étuve à 35°-37°, température de la bouche ; leurs expériences leur ont montré que la culture est tuée quand toutes ses parties sont restées pendant trente minutes à la température de + 60° ; la température de + 50° est insuffisante. »

L'action de la lumière sur le bacille diphtérique est étudiée par M. le Dr Ledoux-Lebard dans un article paru dans les *Archives de medecine expérimentale* (année 1893).

En voici les principales conclusions :

La lumière exerce en général une action nuisible sur les microbes ; elle diminue leur vitalité ou les tue, et par là, devient un agent prophylactique puissant contre le développement des maladies infectieuses. Le bacille diphtérique n'échappe pas à cette règle.

L'action de la lumière diffuse n'empêche pas le développement des cultures de la diphtérie, soit à 33°, 35°, soit à la température ordinaire. La lumière du soleil arrête ce développement et stérilise les bouillons de culture en quelques jours.

La lumière diffuse tue les cultures sèches de diphtérie, étalées en couches minces, en moins de deux jours (vingt-quatre heures d'éclairement).

La lumière directe du soleil agit comme la lumière diffuse, mais avec plus de rapidité.

Dans les fausses membranes diphtériques exposées à la lumière, celle-ci n'arrive aux bacilles diphtériques qu'après avoir perdu tout ou partie de son intensité et les bacilles diphtériques conservent longtemps leur vitalité et leur virulence.

Selon Flügge (*Zeitschrift für hygiene*, année 1894, tome XVII), les bacilles diphtériques, fixés sur des objets quelconques, vivent aisément quatre ou six semaines. Dans des conditions plus favorables, quand ils sont protégés contre la lumière, la concurrence des saprophytes, ils peuvent vivre sept ou neuf mois, peut-être plus encore. Un paquet de linge humide, conservé dans une cave à basse température, est dans des conditions favorables à une prolongation de la virulence.

Le dernier mémoire original concernant la persistance des germes a été publié par MM. Pernice et Scaglioni (*Riforma medica*, juin 1895, nos 142, 143, 144).

Il résulte des recherches de ces auteurs que les bacilles de Lœffler restent vivants pendant cinquante-neuf jours au plus; ils sont nombreux jusqu'à la deuxième ou troisième semaine, commencent à dégénérer, puis diminuent de plus en plus de nombre et on finit par n'en plus trouver ni par l'examen microscopique, ni par les cultures ; ils restent vivants pendant quarante-huit à cinquante jours dans les fausses membranes laissées à la lumière diffuse, dans l'air sec ou dans l'air humide. Les cocci qui leur sont associés résistent plus que les bacilles de Lœffler et peuvent encore, par inoculation aux animaux des fausses membres sèches ou humides, déterminer la suppuration à une époque où les bacilles ne peuvent plus être décelés par les réactifs colorants ni par les cultures.

De cette longue revue bibliographique, nous retiendrons les deux faits suivants :

1° Le bacille diphtérique, placé dans des milieux différents, et soumis à des influences variables, peut conserver sa vitalité pendant un espace de temps allant de quelques heures à treize mois ;

2° Cette longévité de treize mois a été observée sur des cultures en bouillon, enfermées en tubes clos, mis à l'abri de la lumière, c'est-à-dire placées dans les conditions expérimentales les plus favorables à leur évolution.

Des conditions analogues se trouvent rarement reunies dans la nature. Les germes ne s'y trouvent point enfermés en flacons et la terre et les divers milieux ne constituent point pour eux des bouillons de culture. Ils sont soumis, à la surface du sol, à des causes de destruction diverses : physiques, chimiques, météorologiques, et nous savons combien est intense, dans le monde des infiniments petits, la concurrence vitale. Il semble donc que les cas de persistance égale ou supérieure à treize mois doivent être excessivement rares.

CHAPITRE II

Faits isolés

La longue persistance du germe joue-t-elle un grand rôle dans la transmission de la maladie ? C'est une conclusion qui doit résulter de l'examen des faits cliniques, et non de l'étude expérimentale de la vitalité du bacille de Lœffler.

Laissons aux faits leur signification propre, si nous ne voulons courir le risque de tomber dans l'erreur. Que nous dit l'expérimentation ? que le bacille est résistant. Rien de plus.

Or, entre ces deux phénomènes, persistance et contagion, et à côté de chacun d'eux, il y a toute une série de causes intermédiaires ou concomitantes, dont la plupart nous échappent, qui peuvent empêcher un germe persistant de devenir une cause active de contagion. A ce point de vue, l'exemple de la variole est frappant : les croûtes varioliques conservent très longtemps leur puissance virulente ; en fait, on retrouve la contagion à la base de tous les cas de variole.

Nous avons donc hâte d'arriver à l'examen des faits.

Sous le titre de « faits isolés » nous avons réuni les observations dans lesquelles un cas de diphtérie, isolé, inexplicable ou inexpliqué par la contagion, paraît se rattacher par l'intermédiaire de la persistance des germes dans un local ou sur des objets quelconques à un cas de la même maladie antérieurement reconnu.

Ces faits, invoqués en faveur de la persistance des germes, doivent être considérés à un double point de de vue : leur nombre et leur valeur.

Nous avons donc cherché à réunir tous les faits connus en France et dépouillé dans ce but la plupart des publications, se rapportant à l'hygiène, de ces quinze dernières années. Disons en passant que les *Archives de médecine et de pharmacie militaire* qui renferment un grand nombre de relations d'épidémies, n'en mentionnent aucun.

Il résulte de notre enquête que ces faits sont peu nombreux : nous en avons retrouvé seulement quinze. La plupart ont été publiés à deux ou trois reprises, quelquefois sous des noms différents ; à un examen superficiel, cela en faisait vingt à trente et nous nous y étions laissé tromper au premier abord.

La valeur n'en rachète pas le petit nombre. Aucun n'échappe à cette objection fondamentale, à savoir : que la contagion a pu facilement passer inapercue, puisqu'il s'agit de réapparitions portant sur un seul individu. De plus, ils sont en général passibles d'objections particulières. Quelques-uns tiennent plutôt de la légende que de la science. La plupart sont incomplets et manquent de détails précis ; aucun n'est véritablement probant.

Il faut bien faire ressortir aussi, que si ces observations ont été publiées par des hygiénistes très compétents, elles leur ont été communiquées et ne leur appartiennent pas le plus souvent ; on ne pourra donc pas nous opposer la valeur professionnelle, souvent très grande, des hommes qui y ont attaché leur nom.

Elles prêtent donc facilement le flanc à la critique. Pour qu'on puisse bien en juger après cette exposition générale, nous nous proposons maintenant de les reproduire ici, sans nous astreindre d'ailleurs à suivre aucun ordre rigoureux, et de faire suivre chacune d'elles des quelques réflexions qu'elle nous a suggérées.

OBSERVATION I citée par Trousseau

in cliniques de l'Hôtel-Dieu, Tome I

Trousseau invoque, en faveur de la persistance des germes, le fait suivant :

Une enfant est enlevée par une diphtérie maligne. Les deux sœurs, éloignées de la maison dès que les premiers symptômes de la maladie se sont déclarés chez l'aînée, ne la contractent pas; mais huit mois après, de retour à la maison paternelle, la cadette est prise, la diphtérie envahit le larynx, et je suis appelé pour pratiquer la trachéotomie. La malade succomba, comme avait succombé la première, à l'empoisonnement diphtérique.

C'est moins une observation qu'une note laconique, sans détails précis. L'illustre clinicien est appelé, comme il le dit lui-même, dans une famille pour y pratiquer la trachéotomie : il s'y rend en médecin, non en hygiéniste. Son esprit est vivement frappé par les renseignements fournis par les parents ; sans douter un seul instant de leur exactitude et sans chercher en aucune façon la contagion, il relie, par l'intermédiaire de la persistance des germes, la maladie actuelle au cas antérieur de huit mois.

Y avait-il, dans ces deux apparitions successives de la diphtérie dans une même famille, une simple coïncidence ou une relation de cause à effet ? Il nous est impossible d'en rien préjuger.

OBSERVATION II

Un journal russe publie ce curieux exemple de la vitalité du poison diphtérique :

Un habitant de la Russie méridionale perdit, il y a quatre ans, un enfant par suite de diphtérie. On construisit récemment un caveau de famille, et le cercueil de l'enfant y fut transporté après exhumation. Avant la fermeture définitive du caveau, le père, voulant s'assurer que l'enfant n'avait pas été jadis inhumé vivant, fit ouvrir la bière et toute la famille, comprenant cinq enfants, assista à cette triste cérémonie. Le lendemain, les cinq enfants tombèrent malades du croup et l'un d'eux succombait quelques jours après.

Après avoir rapporté cette observation (*Revue d'hygiène,* 1879), le traducteur ajoute : « Des renseignements plus précis seraient nécessaires pour donner à ce fait toute sa valeur. » Nous dirons que les quelques renseignements que nous possédons suffisent à lui enlever toute valeur.

Qu'un bacille pathogène pût faire pendant quatre ans de la terre ou d'un milieu inanimé son habitat normal en restant pathogène, c'est là un fait étrange, invraisemblable et qui ne s'est jamais rencontré ; comme le contraire n'est pas prouvé, nous admettrons cependant sa possibilité. Mais est-ce ainsi que se transmet d'ordinaire la diphtérie ? Frappe-t-elle indifféremment tous les individus ? Est-ce là la durée normale de son incubation ? Toutes les circonstances de l'observation vont à l'encontre des idées généralement admises sur la diphtérie. Nous n'admettrons donc point ce « curieux exemple de la vitalité du poison diphtérique ».

OBSERVATION III. — Citée par M. Sevestre
in *Progrès médical* (1889).

Dans un village de Normandie, d'ailleurs très sain, un garçon de quatorze ans fut atteint de diphtérie, et quelques jours après, une dizaine de cas se montrèrent dans différents hameaux du même village. En recherchant la cause de cette épidémie, M. Legrand remarqua que les maisons dans lesquelles s'étaient successivement développés les cas de maladie étaient situées aux bords des deux chemins qui mettaient les hameaux en communication, mais il fut quelque temps avant de pouvoir expliquer la production du premier cas observé, car il n'y avait alors de diphtérie ni dans le pays même, ni aux environs, et l'on avait seulement gardé le souvenir d'une épidémie remontant à vingt-trois ans, et dans laquelle avaient succombé un certain nombre d'enfants. Quelques jours avant le début de l'épidémie nouvelle, le fossoyeur avait remué le sol dans la partie du cimetière où ces enfants avaient été enterrés les uns à côté des autres, et avait relevé et trié les ossements qui s'y trouvaient; or, il avait été aidé dans cette besogne par son fils, lequel se trouvait précisément être le premier atteint au bout de quelques jours.

M. Sevestre, qui cite ce fait dans une clinique sur la diphtérie, ajoute en manière de commentaire explicatif: « Quelque étrange que puisse paraître ce fait, il n'est guère que l'exagération de faits du même genre rapportés par Trousseau dans une leçon sur la contagion, que je vous ai signalée dans une précédente conférence. Rappelez-vous ce qu'il dit du sommeil des germes morbifiques « qui peuvent rester silencieux, se cacher « pendant des jours, des mois, des années, attendant, « pour manifester leur présence, les conditions favorables « à leur évolution. » Nous avons recherché cette clinique; outre quelques faits concernant l'ophtalmie granuleuse, la moroe, nous avons trouvé, se rapportant à la diphtérie, un fait d'une persistance de huit mois (*obs. I*) dont il serait imprudent de tirer une conclusion quelconque, et l'hypothèse du sommeil des germes. Or, si les expérimentateurs ont démontré la persistance du bacille de Lœffler dans de certaines limites, ils n'ont jamais vu les germes sommeillant pendant des années. Ne justifions point par une hypothèse un fait lui-même hypothétique.

Ou bien le cas de M. Legrand s'explique naturellement par la contagion ou bien il reste inexpliqué et rentre dans le domaine des faits sans cause, de la légende et du surnaturel.

Les six observations qui suivent appartiennent à M. le Docteur Grellet. Les cinq premières ont été publiées par l'auteur in *Bulletin médical* (1889), la cinquième par M. Sevestre, sous le titre : « Faits relatifs à la longévité du bacille de Klebs » in *Progrès médical* (1890).

OBSERVATION IV

Le 29 septembre 1886, j'ai été appelé à donner mes soins à l'enfant de M. Prot, charron à Tizi-Ouzou, qui était atteint d'une diphtérie pharyngée, laquelle s'étendit ensuite au larynx et amena la mort ; il n'y en avait pas eu depuis sept ou huit mois. Aucune trace d'importation nouvelle. Comment l'enfant Prot avait-il donc pu contracter sa maladie? Je ne trouvais aucune hypothèse plausible, quand mon confrère, le Dr Rivière, m'apprit que trois ans auparavant, il y avait eu dans le logement occupé par la famille Prot un cas de croup qui avait été le point de départ d'une épidémie à Tizi-Ouzou. Or, la famille Prot venait de s'installer dans ce logement depuis moins d'un mois.

OBSERVATION V

Le 22 mars 1887, j'ai visité dans une habitation de campagne à Canari, commune de Baba-Hassen, l'enfant du fermier Roussian Barthélemy, qui y était installé depuis quelques semaines seulement. Cet enfant avait le croup dont il mourut.

La maison était absolument isolée; l'enfant, de même que les autres personnes de la maison, ne s'était trouvé en contact, directement ou indirectement, avec aucun sujet suspect de diphtérie. Une enquête faite à ce sujet m'apprit que deux ans auparavant, un enfant du précédent fermier était mort du croup dans la même maison.

OBSERVATION VI

Sur une commune voisine d'El-biar, une maison divisée en plusieurs petits logements dont les locataires se renouvellent fréquemment a présenté à ma connaissance, depuis cinq ans, quatre cas de croup ou de diphtérie laryngée qui se sont développés isolément, sporadiquement (1885, mai 1887, mai 1888, nov. 1888), en l'absence de tout autre cas de diphtérie dans la région. Il semble que la diphtérie ait élu domicile dans cette maison, et qu'elle y guettait les sujets offrant un terrain favorable à son développement.

OBSERVATION VII

Dans cette mêmecommune, j'ai soigné, en juillet 1887, une fillette atteinte de diphtérie pharyngée et qui habitait une maison isolée. Cas sporadique. Impossible de trouver aucun rapport, médiat ou immédiat de la part de la malade, ainsi que de son entourage, avec un sujet diphtérique. Je ne savais à ce moment comment expliquer la genèse de la maladie. Depuis, j'ai appris qu'il s'était précédemment produit deux cas de diphtérie dans cette maison, l'un, un an et demi, et l'autre trois ans et demi auparavant.

OBSERVATION VIII

J'ai soigné une fille de cinq ans qui est morte du croup, précédé d'angine couenneuse, en dehors de toute épidémie et de tout autre cas de diphtérie dans la même région. D'où provenait le principe diphtérique en cette circonstance? Toutes les hypothèses passées en revue, il ne reste à incriminer qu'une seule particularité, dont le souvenir d'ailleurs a vivement impressionné les parents. Le même pharmacien avait perdu cinq ans auparavant, un autre enfant mort du croup. La mère, avec un soin pieux, avait réuni dans une caisse tous les objets à l'usage de cet enfant et resta cinq ans sans y toucher. C'est précisément quelques jours après la première ouverture de cette caisse et l'extraction de son contenu que la diphtérie a frappé le deuxième enfant.

OBSERVATION IX

Un nourrisson, âgé de cinq mois, était atteint de coqueluche et bronchite et on lui avait appliqué un vésicatoire. Au bout de quelques jours, la plaie se recouvrit de fausses membranes et l'enfant succomba avec tous les signes d'une infection diphtérique rapide, sans qu'il y eût d'autre cas dans la contrée. « Or, dit M. Grellet, le père et la mère de l'enfant m'apprirent que, sept ans auparavant, un de leurs parents avait perdu trois enfants, enlevés par le croup, dans le logement qu'ils occupent actuellement; depuis lors, ce logement n'avait subi aucune réparation importante.

Après avoir, dans l'article signé par lui, rapporté les cinq premiers faits de ce groupe, l'auteur ajoute : « Pour mon compte, après une pratique déjà longue à la campagne, j'ai appris à redouter la diphtérie plus que toutes les autres endémies et épidémies que nous avons à combattre. C'est la diphtérie que j'ai vu occasionner le plus de décès prématurés, plus que la fièvre typhoïde, plus que les fièvres éruptives, plus que la coqueluche, plus que la phtisie pulmonaire : j'oserais presque dire plus que toutes ces maladies réunies. »

Devrons-nous après cela, chercher à mettre en relief les imperfections des faits cités par M. Grellet? Ce serait, je crois, peine inutile, car l'auteur a prononcé, avec cette dernière affirmation, la condamnation des choses qu'il avance.

S'il est vrai que, dans le milieu où il pratique, la diphtérie cause plus de morts prématurées que la fièvre typhoïde, les fièvres éruptives, la coqueluche et la phtisie réunies, c'est que les épidémies y sont fréquentes, que la maladie y existe à l'état endémique, et que la contagion y est à chaque pas, guettant, à toute heure et en tout lieu, les individus en état de réceptivité.

De telle sorte que nous arrivons à ce dilemme : ou la diphtérie est bien cette maladie meurtrière que nous dépeint M. Grellet, et la contagion pouvant alors être invoquée dans tous les cas, les observations publiées sont inexactes, ou bien la maladie s'y montre rarement et ses apparitions sont imputables à la persistance des germes. Nous n'avons aucune raison de mettre en doute la probité scientifique de M. Grellet ; il nous est plus facile de croire que sa bonne foi a été le plus souvent surprise par les renseignements fournis et qu'il s'agit là de faits mal observés dont il est impossible de tirer aucune conclusion.

OBSERVATION X

In *Comptes rendus* du *Congrès d'hygiène de 1889.*

M. le docteur Richard cite, à l'appui de la persistance des germes, les faits observés dans une caserne de Nuremberg :

« En cinq années, six cas de diphtérie furent observés dans cette caserne. Trois de ces cas eurent lieu dans la même chambre, une chambre de sous-officiers qui, chaque fois, fut désinfectée avec le plus grand soin, par les procédés connus. Malgré la désinfection, la diphtérie réapparaissait dans la même chambre et cela à deux ou trois ans d'intervalle. Le bacille de la diphtérie est donc un bacille très résistant, contre lequel la lutte doit être incessante. »

A n'en pas douter, ce n'est là qu'un résumé d'une observation sans doute très complète et très probante, que nous n'avons point retrouvée.

La note de M. le docteur Richard est moins convaincante. A-t-on soigneusement recherché chaque fois la contagion ? L'auteur ne le mentionne pas.

Or, les médecins militaires français ont publié un grand nombre de relations épidémiologiques, et les enquêtes très longues, très approfondies auxquelles ils se sont livrés leur ont permis, la plupart du temps, de retrouver, à la base des épidémies, la contagion : c'est une nouvelle recrue qui a apporté avec elle la maladie, ou bien c'est un homme qui en a puisé le germe au dehors. Il doit en être de même en Allemagne. Les mêmes médecins ont souvent noté que les sous-officiers étaient particulièrement frappés, et ceci s'explique aisément, leurs rapports avec la population civile étant plus étendus. Les choses se sont justement passées de cette façon à la caserne de Nuremberg.

OBSERVATION XI. — Citée par Sevestre.

In *Progrès médical* (1890).

« En 1883, j'ai vu à Passy, avec le docteur Larcher, une jeune fille atteinte de diphtérie alors qu'il n'y en avait aucun cas dans le voisinage, et bien qu'elle se trouvât placée dans les meilleures conditions hygiéniques; mais cette jeune fille avait, quelques jours avant de tomber malade, remué des vêtements qui avaient appartenu à sa mère, morte de diphtérie deux ans auparavant, et ces vêtements étaient depuis cette époque restés enfermés dans un meuble qui n'avait pas été ouvert. »

« Bien que nous n'eussions pu retrouver aucune autre cause capable d'expliquer ce cas de diphtérie, ajoute l'auteur, j'avais conservé quelques doutes sur sa valeur, mais depuis lors, d'autres faits du même genre ont été signalés.» Les mêmes doutes persistent encore dans notre esprit. Nous désirerions voir justifiée cette assertion qui est le fond de l'observation, à savoir qu'il n'y avait aucun cas de diphtérie dans le voisinage. Comment le sait-il? Est-ce par les renseignements fournis par les parents? Nous savons ce qu'ils valent. A-t-il fait une enquête? Non, car il ne le dit point. Que prouverait d'ailleurs, une enquête faite dans cette population dense et fluctuante qui constitue le milieu des grandes villes?

OBSERVATION XII. — J. Simon.

In *Bulletin médical* (1889).

« Une famille, a été pendant plusieurs années et tant qu'elle a habité le même appartement, éprouvée par les atteintes de la diphtérie et cependant cette famille quittait Paris six mois chaque année. Le microbe se conservait donc dans l'appartement pendant plus de six mois ; il y était atténué certainement, mais quand, implanté de nouveau sur la muqueuse du pharynx, il trouvait un milieu de culture favorable, il reprenait toute sa virulence. Cette famille s'est installée sur mes instances dans un nouvel appartement, remis à neuf, et ne reste plus soumise aux mêmes accidents diphtériques. Ces faits et les expériences concordantes nous démontrent que pour la diphtérie comme pour les autres affections microbiennes, l'agent du contage, le microbe, conserve sa vitalité pendant longtemps et peut la réveiller, la renouveler après une notable atténuation. »

L'observation de M. J. Simon se caractérise par son peu de précision : quel est le nombre de ces atteintes successives de diphtérie ? Survenaient-elles immédiatement après le retour de la famille à Paris ? L'importance de ces détails n'échappe à personne. La possibilité de la contagion n'a pas été non plus ici écartée. La coïncidence de la disparition de la diphtérie et de l'installation de la famille dans un nouvel appartement s'explique aussi bien par l'hypothèse de la contagion que par celle de la persistance des germes, car, en se transportant dans un autre milieu, elle pouvait ainsi se soustraire à l'action du milieu ambiant et à l'influence de causes locales telles que l'encombrement, l'insalubrité, l'endémie diphtérique.

OBSERVATION XIII. — Citée par M. Grancher.

In *Bulletin médical* (1889), d'après M. le docteur Darolles.

« Au mois de décembre 1884, je fus appelé à Saint-Martin Chenetron auprès d'un enfant de quinze mois que j'ai trouvé atteint d'angine diphtérique d'intensité moyenne. Je m'informait s'il n'en existait pas d'autres cas dans la commune ou les environs. Sur la réponse négative des parents, je me rendis auprès de l'instituteur, qui confirma ces premiers renseignements. A force de varier mes questions, je finis par apprendre que le berceau où était actuellement couché mon jeune malade avait déjà servi à deux enfants qui successivement avaient succombé à une laryngite diphtérique.

La mort du dernier remontait déjà à plus de deux ans.

Le premier était mort dans le cours d'une épidémie. Le deuxième avait succombé dix-huit mois après le premier et ce cas était resté isolé dans la commune.

Enfin, le malade actuel était atteint plus de deux ans après la mort du deuxième enfant. De sorte que, selon toute probabilité, les deux derniers enfants ont été infectés par la présence de germes restés dans les plis des rideaux ou plutôt dans les interstices du berceau d'osier qui les avait tour à tour abrités. Et à ce propos, il est bon de noter qu'après les deux décès, le berceau n'avait été soumis à aucune désinfection. Après quelques jours de traitement, mon malade se rétablit.

Je fis tous mes efforts pour faire comprendre aux parents que la source du mal était le berceau où étaient morts les deux premiers enfants, et qu'ils avaient par conséquent tout intérêt à le sacrifier ou tout au moins à lui faire subir une sérieuse désinfection. Malheureusement, mes conseils ne prévalurent pas contre les sentiments d'avarice si communs dans les campagnes. Ils ne brûlèrent pas le berceau et de crainte de l'abîmer, ils ne le soumirent à aucun des modes de désinfection que je leur avais indiqués; aussi, un an après, suis-je de nouveau appelé pour le même enfant qui, encore une fois, était seul atteint dans la commune d'angine diphtérique. Le mal était heureusement léger, et tout avait disparu au bout de quelques jours. Je dois avouer que cette fois, j'obtins gain de cause et que le berceau fut enfin sacrifié. »

Ce sacrifice a-t-il marqué la fin de cette longue série de réapparitions ? L'histoire ne le dit pas. Car nous sommes ici dans le domaine de l'histoire plutôt que dans dans celui de l'observation personnelle. Pour les deux premiers enfants qu'il n'a pas connus, M. Darolles fait en effet un diagnostic rétrospectif en se basant sur les renseignements fournis par les parents ; notez que leurs premiers souvenirs datent de quatre ans. Le semblant d'enquête auquel il se livre lorsqu'il est appelé ne lui permet nullement, dans aucun des cas d'éliminer la contagion directe ou indirecte. Qu'a-t-il observé ? Deux angines survenues chez le même enfant à un an d'intervalle; d'allures bénignes, elles sont restées localisées au pharynx, se sont rapidement guéries; elles sont enfin restées isolées. Or, de pareilles maladies sont aussi souvent le fait des agents infectieux ordinaires que du bacille de Lœffler. M. le docteur Darolles, en portant le diagnostic d'angine diphtérique, ne s'est-il pas laissé influencer par les souvenirs des parents? C'est une supposition qui n'a rien d'improbable.

OBSERVATION XIV (citée par M. Grancher)

In *Bulletin médical* (1889)

« C'est, dit-il, un de mes anciens condisciples qui en a été la victime.

Il avait deux fils, l'un âgé de cinq à six ans, l'autre de deux ans. L'aîné prend la diphtérie et en meurt.

Il couchait dans une petite chambre spéciale que, par une sorte de culte très compréhensible, la mère conserva telle quelle, sans vouloir rien changer à la disposition qui existait lors de la mort de son enfant.

Le jeune couchait dans un petit lit près de ses parents. Plus de deux ans après la mort de son frère, il demanda à occuper la chambre restée jusque-là inoccupée. Les parents y consentirent; trois semaines après il prenait la diphtérie et mourait. »

Au premier abord, cette observation paraît probante.

Mais elle perd la plus grande partie de sa valeur, si l'on veut bien remarquer avec nous qu'il s'agit là seulement d'un fait transmis à M. Grancher par un de ses anciens condisciples, et que celui-ci ne paraît pas avoir pensé un seul instant à la possibilité de la contagion directe ou indirecte.

OBSERVATION XV (citée par M. Grancher)

In *Bulletin médical* (1889) d'après le docteur Worms.

« Il y a sept ou huit ans, un de mes amis, alors âgé de cinquante ans environ, n'ayant par sa profession aucun rapport avec des malades, a été pris de diphtérie grave suivie de paralysie très étendue. Or, j'ai appris, après des nvestigations très approfondies, que mon ami ayant eu un mal de gorge catarrhal, un certain dimanche, avait été badigeonné au citron avec un pinceau qui avait été enfermé dans un papier depuis quatre ans, et qui avait servi au même usage pour la jeune fille de cet ami, alors âgée de sept ou huit ans, qui avait eu une atteinte de diphtérie de moyenne intensité et qui avait guéri. »

Ce fait serait à la vérité très convaincant s'il était prouvé que l'ami du docteur Worms n'avait pas la diphtérie avant de se badigeonner. Or, cette remarque « qu'il n'avait par sa profession aucun rapport avec des malades » n'entraîne pas suffisamment la conviction. Que faut-il penser de cette autre assertion : qu'il avait un mal de gorge catarrhal? L'angine diphtérique peut revêtir toutes les formes, depuis l'angine légère qui passe inaperçue jusqu'à l'angine foudroyante qui tue en quelques jours. Les cliniciens insistent tous sur ce point à savoir que le diagnostic clinique est souvent impossible entre une angine banale, dite catarrhale, et les formes atténuées de l'angine diphtérique. La recherche bactériologique est alors d'un grand secours.

Si le clinicien ne peut souvent se déterminer en face du mal, que faut-il penser d'un diagnostic rétrospectif? Qu'il ne peut être assuré et cela infirme définitivement le fait du docteur Worms.

La transmission s'effectue, dans tous les cas que nous venons de rapporter, d'homme à homme. Mais on a signalé une autre origine du poison diphtérique : nous voulons faire allusion ici à la transmission par les animaux de basse-cour, plus particulièrement les gallinacés. Déjà, en 1878, M. Nicati avait cité un certain nombre de cas intéressants. De nombreuses observations ont été publiées depuis par MM. Wolff, Bœnig-Merdingen, Paulinis, Delthil, Menziès. M. Teissier, abordant la question de la diphtérie des oiseaux et de la volaille au Congrès d'hygiène de Vienne (1887), admet l'identité des deux affections aviaire et humaine et cite un certain nombre de faits de transmission d'un groupe à l'autre et inversement. Il paraît donc probable que les oiseaux et les volailles malades ensemencent les fumiers qui deviennent une des causes les plus importantes de la diffusions des germes. M. Teissier produit une statistique portant sur cinq années, et constatant l'influence directe des fumiers sur 40 % des cas de diphtérie relevés.

Il existe en effet chez les gallinacés une maladie caractérisée par une exsudation couenneuse occupant les muqueuses buccale, respiratoire, oculaire et qui fait mourir ces animaux au milieu d'accidents respiratoires dont certains imitent le tirage du croup. Les travaux d'Ercolani, Arloing et Tripier, Balbiani, Piétrapina, de R. Dupont ont fait connaître cette épizootie.

C'est là un tableau symptomatique qui rappelle assez la diphtérie humaine. En réalité, les deux maladies diffèrent par leur nature. On ne pouvait autrefois rejeter leur identité qu'en s'appuyant sur des faits cliniques : absence de paralysie, marche très lente de la maladie, etc., chez les poules. Aujourd'hui, les expériences de laboratoire, en montrant qu'il est impossible de retrouver le bacille de la diphtérie humaine dans les fausses membranes de la diphtérie chez les poules viennent fournir un nouvel argument en faveur de la non-identité des deux affections ; de même, on peut provoquer chez les poules, par l'inoculation de cultures du bacille, des paralysies absolument identiques à celles de l'homme.

On devra donc chercher ailleurs le danger.

CHAPITRE III

Faits portant sur des communautés (groupes scolaires, domestiques et militaires).

Les faits que nous allons rapporter et discuter maintenant peuvent se résumer en ces quelques propositions suivantes : une épidémie de diphtérie éclate dans une école ou dans une maison ; l'école est licenciée ou bien les habitants évacuent la maison : après un intervalle de temps plus ou moins long, consacré le plus souvent à des lavages, des réparations, des désinfections, les mêmes écoliers ou les mêmes habitants reviennent dans les locaux primitivement abandonnés. La diphtérie réapparaît dans le groupe : on en conclut à la persistance des germes dans les locaux à moins que cette réapparition ne soit explicable, comme nous espérons le démontrer ici, par la persistance des germes dans le groupe, ce qui est tout différent.

1° Groupes scolaires.—Les observations de ce genre concernant les écoles sont nombreuses et banales, si banales même que les médecins des épidémies en consignent souvent dans les rapports administratifs et que les diverses publications médicales n'en renferment pas. Nous n'en avons trouvé qu'une dans le compte rendu du Congrès d'hygiène de 1889 ; c'est celle de M. Le Roy des Barres, qui « croit personnellement à la longue résistance du germe pathogène de la diphtérie » et à l'appui de cette opinion, cite une épidémie qui a sévi cruellement en 1881 et en 1882 à la maison d'éducation de la Légion d'honneur à Saint-Denis.

Ces observations se ressemblent toutes, à quelques détails près, et celle de M. Le Roy des Barres est un type du genre. La voici :

« Depuis 1872, je n'avais eu à constater aucune angine diphtérique quand le 23 mai 1881, cinq jours après son admission dans l'établissement, une petite fille venant de Meurthe-et-Moselle entrait à l'infirmerie, atteinte de diphtérie. Le 28 mai, cette enfant succombait ; les mesures de désinfection les plus rigoureuses étaient aussitôt prises à l'infirmerie, où ne se développa aucun cas de contagion. Le 7 juillet, une enfant venant des classes était admise à l'infirmerie, puis éclata une épidémie grave à cause de laquelle, dès les 11 juillet, les élèves étaient rendues à leurs familles.

Les mesures de désinfection (lavage des murs, des parquets, flambage des parois, passage à l'étuve des matelas) étaient aussitôt exécutées ; mais au mois de novembre 1881, c'est-à-dire quatre mois après le dernier cas de diphtérie observé dans la maison, une nouvelle épidémie se développait, et pour la deuxième fois, la maison de la Légion d'honneur devait être évacuée. »

Dans la discussion qui suivit cette communication, les conclusions de M. Le Roy des Barres furent généralement acceptées. Quoique la désinfection parût répondre, dans tous ses détails, aux desiderata de l'hygiène moderne on s'accorda à admettre que ces mesures n'avaient pas suffi.

N'accusons point, s'il vous plaît, la désinfection, qui ne peut se défendre, de maux dont elle n'est souvent point responsable et opposons au fait de M. Le Roy des Barres, le fait suivant, semblable au précédent quant aux circonstances, mais tout à fait différent quant aux conclusions qu'on en peut tirer, que nous devons à l'obligeance de M. le professeur Bard :

« Une épidémie de diphtérie éclate, à la fin du mois d'octobre 1891, dans une école privée de Givors. Comme il y avait eu deux cas en juillet et que les élèves étaient retournés en vacances dans leurs familles, pendant les mois d'août et de septembre, les médecins conclurent à la réapparition. M. Bard, alors médecin des épidémies, fait une enquête et découvre ce qui suit : l'examen du registre de présence montre qu'un élève avait été admis quinze jours après les autres, et c'est à partir de son admission que commencent les cas. Or, cet élève était précisément convalescent d'une angine diphtérique et cette angine lui avait été donnée par contagion, pendant les vacances, par un des malades du mois de juillet dernier. »

Le germe avait donc persisté dans le groupe pendant les vacances et l'épidémie observée au mois d'octobre n'était en réalité que la continuation de l'épidémie du mois de juillet.

2° GROUPES DOMESTIQUES ET MILITAIRES. — Observations assez rares, au nombre de six seulement dans la littérature médicale. Elles se trouvent dans la commmunication intitulée : *Mortalité par la diphtérie à Madrid*, faite par M. le Docteur Hauser au Congrès d'hygiène de Paris (1889). Faisant l'étude des conditions locales qui favorisent le développement et la prolifération du microbe diphtérogène, l'auteur dit : « Parmi ces influences, une grande est l'influence de la maison ; c'est la maison qui est la vraie pépinière constituant le milieu de culture des germes ». A l'appui de cette proposition, il cite :

« Six maisons où les parents, à la présentation du premier cas, ont fait sortir tous les enfants et, après la mort, abandonnèrent eux-mêmes l'appartement. La maison fut fumiguée, ventilée et resta abandonnée pendant quinze à vingt jours ; mais, lorsqu'ils rentrèrent avec leurs enfants, huit jours à peine s'étant écoulés, un autre tomba malade et mourut de la même maladie, revêtant la forme toxique comme la première fois. »

La maison avait-elle vraiment été le milieu de culture des germes ? C'est une hypothèse qu'on ne peut ni vérifier ni rejeter d'une façon définitive, mais qui semble peu probable, si l'on en juge par le fait suivant, qui a, au point de vue qui nous occupe, toute la valeur d'une expérience (1).

(1) Extrait de l'article du docteur Aaser, analysé in *Revue des sciences médicales* (1895).

« Une épidémie de diphtérie a régné à la caserne de Christiania en 1894. Elle avait débuté au mois de juin par un cas très grave, immédiatement suivi de l'évacuation du malade et de la désinfection de la chambre et des vêtements. Malgré ces précautions, trois nouveaux cas se déclarèrent ; on transfère alors tous les soldats dans un nouveau quartier où on leur donne des effets neufs.

L'épidémie continue néanmoins et on est amené à conclure que le germe réside, non dans les chambres et les effets, mais dans les sujets. En effet, l'examen bactériologique pratiqué sur les quatre-vingt-neuf personnes qui habitent le quartier donnait dix-sept cultures pures de bacille de Lœffler. Ces bacilles provenant d'hommes sains étaient cependant très virulents, puisque 0 cent. c. 5 d'une culture pure de deux jours ont suffi pour tuer en vingt-quatre heures un cobaye de moyenne vigueur.

Immédiatement, les dix-sept cavaliers suspects furent isolés ; trois sont atteints les jours suivants d'une angine dont une à forme grave ; chez les autres, aucune trace de maladie : toutefois, la gorge présenta de la rougeur tant que les bacilles persistèrent. L'épidémie cessa à partir de ce moment.

Une recherche ayant été faite sur les vingt-quatre enfants qui composaient le pavillon de la scarlatine, 20 $^0/_0$, c'est-à-dire à peu près la même proportion que chez les militaires, présentèrent des bacilles virulents. Chez les enfants aussi, les bacilles furent retrouvés pendant une période de deux à trois semaines, et toujours accompagnés d'une rougeur spéciale de la gorge. »

Quelques faits démonstratifs, comme celui de M. Bard et de M. le Dr Aaser valent mieux qu'une hypothèse, cette hypothèse fût-elle répétée mille fois. Nous ne commettrons point la faute de prétendre après cela que la persistance des germes en dehors de l'organisme ne joue aucun rôle dans la réapparition de la maladie dans les écoles et les locaux temporairement abandonnés. Nous dirons seulement que cette réapparition peut s'expliquer de deux façons : par persistance des germes dans les locaux et dans les groupes, que ces deux explications sont, *a priori*, aussi séduisantes l'une que l'autre, quoique la seconde rende mieux compte de ce fait, noté dans l'observation de M. Le Roy des Barres et dans beaucoup d'autres, que la désinfection n'a pas empêché le retour de la maladie, qu'en fait la persistance dans les locaux n'a jamais été démontrée, et que l'autre a souvent été trouvée quand elle a été recherchée.

Car il faut la rechercher ; elle passera inaperçue si le médecin ne procède à une enquête diligente et attentive et qui exige souvent l'intervention du microscope. Or, de telles enquêtes sont rarement faites et le microscope n'est pas encore entré définitivement dans nos mœurs. Cette transmission peut se faire :

1° *Par les cas prolongés.* — Exceptionnellement, des fausses membranes peuvent continuer, chez certains sujets, à se développer pendant plusieurs mois, mais alors que depuis longtemps l'état général a repris, à peu de choses près, les caractères normaux. M. Cadet de Gassicourt qui s'est particulièrement occupé de ces diphtéries à forme prolongée a cité de nombreux cas de ce genre.

M. Belfanti (*Riforma medica,* mars 1894) rapporte un cas de mort par la diphtérie où la source de l'infection semble avoir été le frère de la malade, qui sept mois auparavant avait eu la diphtérie : en effet, l'examen microscopique de l'exsudat amygdalien démontra la présence du bacille de Lœffler uni au streptocoque ; un nouvel examen, trois mois après la mort de la sœur montra encore le bacille de Lœffler, mais dont la virulence était très atténuée.

2° *Par les convalescents.* — La puissance contagieuse de la maladie persiste en effet, pendant une longue durée de la convalescence, ainsi que le montrent les recherches de Tobiesen à Copenhague. Cet auteur a examiné le pharynx de quarante-six enfants renvoyés guéris de l'hôpital ; vingt-quatre fois, soit dans plus de la moitié des cas, il a trouvé des bacilles diphtériques virulents. L'un de ces enfants avait quitté l'hôpital depuis trente et un jours ; Tobiesen n'a pas examiné d'enfant guéri depuis un temps plus long.

Les observations cliniques ont démontré à la fois la réalité et l'importance de cette cause de contagion. MM. Ogle, Martha, Deschamps en ont cité des cas.

Dans la relation de l'épidémie d'Oullins (Bard, *Lyon Médical,* année 1889) « en laissant de côté le cas initial qui a été vraisemblablement contaminé par un convalescent, on voit que, sur les vingt-huit cas secondaires, dix seulement ont été pris auprès d'un cas suivi de mort et dix-huit au contact de cas suivis de guérison, bien que ces derniers aient été un peu moins nombreux que les premiers ».

C'est précisément un convalescent qui a été la cause de la réapparition de la diphtérie à l'école libre de Givors.

3° *Par les cas légers et les individus sains.* —Les cas légers de l'entourage passés inaperçus sont une source fréquente de contagion et interviennent souvent pour faire le pont entre des cas éloignés qui paraissent au premier abord relever de la persistance des germes. En outre, la gorge des individus sains, placés dans un foyer épidémique, peut, comme nous l'avons vu, renfermer pendant deux ou trois semaines des bacilles de Lœffler très virulents, sans que leur présence se manifeste autrement que par un peu de rougeur de la gorge. Ainsi s'explique la persistance du germe dans le groupe épidémique de Christiania observé par M. Aaser, et les cas, assez nombreux, où la maladie a été transmise par l'intermédiaire d'individus sains, au moins en apparence.

CHAPITRE IV

Statistiques de réapparition de la diphtérie dans les mêmes maisons

Sans crainte de nous répéter nous prenons la liberté de remettre ici, en quelques mots, sous les yeux du lecteur les résultats auxquels nous sommes arrivé jusqu'ici : les faits isolés, invoqués en faveur de la persistance des germes, ne prouvent pas la réalité de cette persistance et la réapparition de la diphtérie dans les écoles et les locaux temporairement abandonnés s'explique aussi bien par la contagion que par la persistance. Est-il vrai maintenant de dire avec M. Thoinot que « les récidives de la diphtérie si fréquentes dans une même maison, dans une même famille, tiennent surtout et avant tout, à l'ensemencement de la maison par un cas antérieur de diphtérie » ?

C'est cette proposition que nous allons examiner ici.

Dans ce but, nous avons recherché et réuni ici toutes les statistiques de réapparition dans les maisons antétieurement publiées. A l'aide d'immenses matériaux, rassemblés au bureau d'Hygiène de la ville de Lyon et gracieusement mis à notre disposition par M. le professeur agrégé Roux, directeur, MM. le Drs Borry et Nicolas, sous-directeurs, nous avons pu faire nous-même pour la ville de Lyon ce qui a été fait pour Madrid, Reims, Gottenbourg et Breslau. Cette statistique comprend les années de 1885 à 1895. Combien de fois la diphtérie a-t-elle réapparu dans les mêmes maisons durant cette période de dix ans ? Quel est le nombre de ces réapparitions imputables à la persistance ? Est-elle revenue plus souvent dans les locaux non désinfectés que dans les locaux désinfectés ? Quel est le pourcentage des cas imputables à la persistance, ou mieux, quel est, traduit en chiffres, le rôle de la persistance des germes ? Telles sont les questions que nous avons pu poser et résoudre.

PREMIÈRE STATISTIQUE. — Elle est extraite d'une communication faite par M. le Dr Hoel au Congrès d'Hygiène de Paris (1889) intitulée : « Enquête sur les décès causés par la diphtérie à Reims depuis 1881 » portant comme sous-titre : « Des vices hygiéniques dans les maisons comme causes prédisposantes du développement de cette maladie. »

Ce sous-titre indique dans quel sens M. Hoel a dirigé ses recherches ; nous ne l'y suivrons pas. Le seul point de son enquête qui nous intéresse est le suivant : les 642 décès ont eu lieu dans 509 maisons. On ne peut tirer de ce simple énoncé de faits aucune conclusion, parce que, dit l'auteur, « nous avons laissé complètement de côté la question de la contagion ».

Deuxième statistique. — Citée par M. Hauser dans sa communication au Congrès d'Hygiène de Paris (1889) intitulée : « La mortalité par la diphtérie à Madrid. »

C'est un résumé des statistiques publiées par le *Journal officiel*.

En l'année 1887 il y eut :

156	maisons avec	2	cas de	diphtérie	chacune
61	»	3	»	»	»
17	»	4	»	»	»
5	»	3	»	»	»
6	»	5	»	»	»

En l'année 1888 :

96	»	2	»	»	»
16	»	3	»	»	»
4	»	4	»	»	»
1	»	5	»	»	»
1	»	6	»	»	»
1	»	11	»	»	»
1	»	12	»	»	»

Ces décès qui ont eu lieu dans les maisons les plus favorables à l'évolution de la diphtérie ne furent pas toujours suivis. Il y eut un intervalle de cinq jours et même d'un mois entre un décès et l'autre, c'est-à-dire qu'il y a des maisons qui ont pu conserver à l'état latent des germes sans qu'ils perdissent de leur activité toxique.

Tels sont les faits, assez précis, fournis par Hauser. Qui ne voit immédiatement qu'il en tire des conclusions erronées ? Il suffit de songer que la période d'incubation de la maladie est de un à trois jours, que la mort survient dans l'angine en moyenne vers le dixième jour, que la localisation laryngée de la maladie, qui en constitue la forme la plus grave, tue vers le cinquième ou le sixième jour et qu'elle est rarement primitive, enfin que les cas observés par M. le docteur Hauser dans la même maison peuvent se rattacher l'un à l'autre, non pas directement, mais par un cas intermédiaire.

TROISIÈME STATISTIQUE. — Extraite d'un article intitulé : *Die Verbreitungsweise der Diphterie mit specieller Berücksichtigung des Verhaltens der Diphterie in Breslau*, 1886-90 par Flügge, *Zeitschrift für Hygiene* (1894).

Ayant été, dit l'auteur, amené à étudier les cas de persistance, j'ai examiné dans ce but les cinquante maisons le plus fortement atteintes par la diphtérie dans les différents quartiers de la ville.

(Suit la statistique).

« De cette statistique, il résulte que, dans la plupart des maisons, les épidémies suivent la marche suivante : un enfant est pris tout d'abord ; après un espace de temps allant de quelques jours à quelques semaines, on observe un ou plusieurs nouveaux cas dans la même famille. Après un espace de temps égal, la maladie, transmise par des sources vivantes ou non vivantes d'infection, s'établit souvent dans une autre famille ; quelques semaines plus tard, une nouvelle famille est encore affectée et ensuite l'épidémic de maison est éteinte.

D'ailleurs, des cas isolés surviennent encore après une pause de six ou sept mois : il est naturellement difficile de savoir si c'est la persistance d'une ancienne épidémie ou si c'est une nouvelle épidémie qui vient d'éclater. Cette dernière hypothèse est cependant la plus probable, étant donné qu'il s'agit toujours de grandes habitations locatives et d'une population flottante. On n'assiste presque jamais à un début qui frappe en même temps des enfants de plusieurs familles de la maison. De tels cas n'ont été enregistrés que trois fois, et encore ici, il n'est pas besoin d'incriminer une influence locale ; il est bien plus naturel de dire que des enfants habitant la même maison ont été soumis dans leurs relations, à une même cause de contagion.

Il est d'un intérêt tout particulier de faire remarquer que, sur les cinquante maisons le plus fortement frappées par la diphtérie, il ne s'en est trouvé que trois qui aient été visitées par une assez forte épidémie de diphtérie après un assez grand espace de temps. Ici encore, nous devons admettre, comme cause la plus vraisemblable, une nouvelle invasion qui se comprend très bien dans ces maisons que l'on loue. Si des explosions répétées de la maladie se reproduisaient plus fréquemment dans les mêmes maisons, nous devrions alors, et seulement alors, songer à des influences locales et les rechercher. »

Quatrième statistique. — Extraite d'un article intitulé : « La marche de la fièvre typhoïde, de la diphtérie et du choléra dans les mêmes maisons pendant une longue période de temps à Gottenbourg », par E. Almquist, in *Zeitschrift für Hygiene* (1887).

Cette statistique comprend toute la période de 1870 à 1885. Pour les années de 1870 à 1878, l'auteur a basé ses calculs sur la mortalité, soit 418 cas, et pour la période suivante, sur la morbidité, soit 1.181 affections diphtériques, en tout 1.599 cas.

Ces 1599 cas, qui se sont produits dans 1.026 des 3.000 maisons de la ville se décomposent ainsi : 268 foyers (l'auteur désigne sous ce nom une maison où, dans l'espace de deux mois, deux cas au moins se sont produits) dans 259 maisons, causant 702 maladies et 339 décès, 897 cas isolés avec 549 décès, dont 707 complètement isolés chacun dans une maison, 53 dans 42 maisons où se trouvait un foyer, 137 avec d'autres cas isolés dans 60 maisons.

De l'examen de ces données, il résulte que :

1° Le nombre des cas de maladie répond à 53 % de

toutes les maisons de la ville. Des maisons que la diphtérie visita, 7 °/₀ présentent deux cas et 3, 7 °/₀ plus de deux cas. Parmi les 11 °/₀ des maisons à plusieurs cas, il n'y en eut pas moins de 9 °/₀ qui eurent leurs cas en une année, et à peine plus de 2 °/₀ qui offrirent des cas à intervalles plus considérables ;

2° Le foyer de diphtérie est totalement constitué en deux mois et ce n'est que très rarement qu'il présente de nouveaux cas ;

3° La maladie ne montrait aucune tendance à présenter de nouveau des cas isolés dans une maison précédemment atteinte.

En résumé, et c'est, en dernière analyse, la conclusion du mémoire de M. Almquist, « on est amené à conclure avec justice que la diphtérie abandonne complètement en peu de semaines la maison atteinte, et ne montre aucune tendance à reparaître dans cette même maison, soit en épidémie, soit comme cas isolés ».

STATISTIQUE V (personnelle)

Statistique de la réapparition de la diphtérie dans les maisons de Lyon pendant la période 1885-1895

Documents. — Nos calculs sont basés, pour les années 1885-1890 sur la morbidité, soit 960 cas, pour les années 1890-95, sur la mortalité, soit 958 cas, en tous 2.918 cas.

Ce chiffre total se décompose ainsi qu'il suit :

ANNÉES	MORTALITÉ	ANNÉES	MORBIDITÉ
1886	127	**1891**	449
1887	158	**1892**	481
1888	141	**1893**	463
1889	192	**1894**	287
1890	342	**1895**	278
Totaux . . .	960		1958

I. — Période générale 1885-1895

Les 2.918 cas de diphtérie relevés se sont produits dans 2.425 maisons, soit 1/7 du nombre total des maisons de Lyon.

Le nombre des maisons où la maladie a réapparu après un intervalle de temps égal ou supérieur à trois mois a été, pendant cette longue période, de 262.

Elle est réapparue 1 fois dans 241 maisons.
» 2 » » 17 »
» 3 » » 4 »

soit en tout $241 \times 1 + 17 \times 2 + 4 \times 3 = 287$ réapparitions.

Un grand nombre de ces réapparitions, soit environ 30 °/o, se sont effectuées après un intervalle de temps supérieur à deux ans, de telle sorte que le nombre des réapparitions imputables à la persistance des germes se trouve assez fortement diminué.

Pendant cette longue période, le nombre des maisons où la diphtérie a réapparu a été de 10,80 % du nombre total des maisons. Cette apparition permet d'expliquer pendant le même temps 9,80 % du nombre total des cas observés.

II. — Période de 1890-1895

Les 1.958 cas observés pendant cette période se sont produits dans 1.625 maisons.

Le nombre des maisons où la diphtérie a réapparu, soit 129, se décompose ainsi qu'il suit :

Dans	121	maisons,	la diphtérie	est réapparue	1	fois.
	7	»	»	»	2	»
	31	»	»	»	3	»

soit en tout 138 réapparitions.

Le pourcentage des cas imputables à la réapparition est pendant cette période de 7,04 %, celui des maisons réinfectées de 8.48 %.

De ces 1.958 cas, 1.549 ont été suivis de désinfection (1); dans les 409 cas restants, il n'a été pris aucune

(1) Ces mesures de désinfection ont consisté jusqu'en 1893 en désinfection des effets, linges, etc. par l'étuve, et désinfection des locaux par les fumigations de soufre et les pulvérisations d'acide phénique. Depuis 1893, on emploie à ce dernier usage les pulvérisations de sublimé.

mesure de ce genre. Or, nous avons noté dans le premier groupe 117 réapparitions, et 21 dans le second et il résulte de l'examen comparatif de ces données que la proportion des réapparitions est de 7,5 % dans le premier cas, de 5,1 % dans le second.

Comme la plupart de ces réapparitions se sont produites dans des maisons différentes, il s'en suit que la diphtérie revient plus souvent dans les maisons désinfectées.

C'est là un fait brutal de statistique ; ce résultat assurément très inattendu ne doit pas nous amener à conclure que, contrairement à toutes les idées actuellement en cours, la désinfection constitue une nouvelle source d'infection. L'explique qui voudra et comme il voudra ; bornons-nous à noter, à titre de renseignement, que l'on désinfecte le plus souvent dans les cas où la maladie revêt des caractères de malignité et toutes les fois qu'il règne une épidémie de diphtérie.

Loin de constituer des foyers d'épidémies toujours renaissantes, les maisons — et non les habitants, car les habitants changent, tandis que la maison demeure — semblent donc avoir reçu, d'une atteinte antérieure de la maladie, une véritable immunité. Il y a là quelque chose de grossièrement analogue à ce qui se passe chez l'homme que les maladies infectieuses n'atteignent en général qu'une fois.

Mais ne voulons pas voir là plus qu'une analogie : comment étendre, en effet, à la matière inerte l'explication des phénomènes qui se produisent chez un être animé, sensible, capable d'actions et de réactions ?

CHAPITRE V

Conclusions.

I. — Le bacille de Lœffler, placé dans les conditions expérimentales les plus favorables, c'est-à-dire sur cultures en bouillon, enfermées en tubes clos, mis à l'abri de la lumière, peut conserver sa vitalité, pendant un espace de temps variable, pouvant aller jusqu'à treize mois.

Sa persistance est beaucoup moindre lorsqu'il est exposé à l'action de l'air et de la lumière.

II. — L'observation des faits cliniques et épidémiologiques ne démontre pas la réalité du rôle de la longue persistance du virus diphtérique en dehors de l'organisme dans la genèse de la diphtérie humaine.

III. — Les faits cliniques isolés invoqués à l'appui de cette persistance ne sont pas de nature à entraîner la conviction tant par l'absence de détails précis que par l'impossibilité d'éliminer avec certitude les autres causes d'infection.

IV. — La réapparition de la diphtérie dans les écoles ou les locaux temporairement évacués lors du retour des occupants est fréquente. Mais cette fréquence n'a pas la signification qu'on lui attribue d'ordinaire à ce point de vue : la réapparition est due à la reconstitution du groupe humain dans lesquel sévissait l'épidémie, la maladie se perpétuant dans ce groupe par les convalescents et les angines frustes.

La fréquence de la réapparition ne paraît pas influencée par les mesures de désinfection.

V. — Les statistiques urbaines montrent que la réapparition de la diphtérie dans les mêmes maisons est très rare, si l'on fait abstraction des cas successifs rapprochés. En 17 ans, elle a atteint 11 % à Gottenbourg ; encore faut-il noter que parmi les 11 % des maisons à plusieurs cas, il n'y en eut pas moins de 9 % qui eurent leurs cas en une année, et à peine plus de 2 % qui offrirent des cas à intervalles plus considérables.

A Lyon, sur 2,918 cas observés en 10 ans, 10,80 % seulement du nombre total des maisons ont vu réapparaître la diphtérie après un intervalle de plus de trois mois. Ce chiffre, déjà bas, perd notablement de son importance puisqu'il s'agit des mêmes immeubles, et non des mêmes logements.

VI. — Dans cette dernière ville, il se trouve que, depuis l'institution d'un service municipal de désinfection, la réapparition est sensiblement plus fréquente dans les maisons où ont eu lieu des désinfections que dans les autres.

VII. — La longue persistance du virus diphtérique en dehors de l'organisme peut intervenir dans quelques cas exceptionnels, mais ne joue qu'un rôle effacé dans la genèse de la maladie.

CHAPITRE VI

Conséquences pratiques de nos conclusions

Nous n'avons pas l'intention de faire ici une instruction nouvelle concernant les mesures à prendre contre la diphtérie, mais d'indiquer seulement les conséquences qui découlent, au point de vue prophylactique, de nos recherches et de nos conclusions.

Outre qu'il démontre la persistance du germe dans les groupes, le fait de M. Aaser, que nous avons rapporté, est des plus instructifs, car il surprend le mécanisme de la contagion. A l'état normal, la bouche, surtout quand elle est mal soignée, est un milieu de culture et une étuve à incubation. En temps d'épidémie, le bacille diphtérique y pullule, attendant une porte d'entrée directe ou une diminution de résistance, locale ou générale, de l'organisme pour envahir l'organe affaibli. De là découle une indication précise et formelle : celle de pratiquer l'antisepsie des fosses nasales, de la bouche, et du fond de la gorge dans tous leurs replis à l'aide de lavages répétés et prolongés.

Les liquides antiseptiques, dont on se sert habituellement, sont à base d'acide borique, thymique, salicylique, de permanganate de potasse, et d'acide phénique. D'après Miller, ceux qui renferment de l'acide thymique sont les plus efficaces (la solution d'acide thymique à 1 pour 3.000 détruit les bactéries de la bouche en une minute) et en même temps les plus agréables au goût.

L'antisepsie buccale est donc une des nombreuses précautions individuelles qu'il est bon de connaître et de pratiquer. Mais, dans la lutte contre la maladie, la société est appelée à prendre des mesures hygiéniques générales. Les deux moyens qu'elle met en œuvre contre la diphtérie sont l'isolement et la désinfection.

L'extension de la diphtérie est avant tout fonction des rapports des hommes entre eux. Il faut se défendre d'abord contre le malade et ses sécrétions pathologiques : nous avons vu que ces sécrétions pathologiques continuent à se produire pendant une grande partie de la convalescence, si bien que « les cas suivis de guérison constituent les principaux agents de la contagion parce qu'ils durent plus longtemps, parce qu'ils sortent, parce qu'on ne se défie plus d'eux, bien à tort, après leur apparente guérison (1) ».

La première mesure à prendre, et de beaucoup la plus importante, est donc l'isolement du malade. La durée de l'isolement, comptée à partir du début de la

(1) Bard, *Lyon médical*, 1889. Relation de l'épidémie d'Oullins.

maladie, est de quarante jours pour la diphtérie ; il sera absolu et les personnes appelées à donner des soins au malade pénétreront seules près de lui.

Cet isolement, les pouvoirs publics le proclament et une circulaire de M. le Ministre de l'Instruction publique du 1er mars 1888 permet d'isoler strictement de leurs camarades tous les élèves atteints de diphtérie et cela pendant quarante jours.

En fait, l'isolement est rarement pratiqué dans les hôpitaux et à domicile. Dans les hôpitaux, dès que la fausse membrane a disparu, bien que la contagion soit encore possible, on rend l'enfant à sa famille ; pour parler plus clairement, disons qu'on l'envoie porter la contagion au dehors. A domicile, c'est le soin de l'isolement laissé le plus souvent aux malades eux-mêmes, libres de décider, à leur gré, de l'application d'une mesure en apparence inutile et vexatoire.

Pour être efficace, l'isolement doit être facilité à tous et coercitif. En matière sanitaire, on n'obtient de résultats que par la coercition. Nous admettons fort bien l'internement d'un aliéné devenu dangereux ; or un individu atteint d'infection contagieuse est autrement redoutable et son internement est tout aussi légitime.

L'isolement et l'antisepsie médicale, telle que la recommandent Sevestre et Grancher constituent les moyens que les sociétés et les individus doivent mettre en œuvre pour se défendre contre le malade et contre l'agent diphtérogène qu'il faut poursuivre dans les produits diphtérogènes sur les objets, les linges, les vêtements souillés, etc. Cette lutte de tous les instants contre la contagion doit être distinguée de la désinfection ; toute différente,en effet, est celle-ci et par les moyens qu'elle emploie, et par le but qu'elle se propose : la lutte contre la persistance des germes. C'est bien ainsi que l'entend l'instruction du Comité consultatif d'hygiène qui classe la désinfection parmi les mesures à prendre après la maladie. La désinfection s'acharne souvent contre un être imaginaire : félicitons-nous d'ailleurs qu'il en soit ainsi, car, de toutes les mesures à prendre contre les maladies contagieuses, c'est la moins pratique et la moins pratiquée. Cependant, comme la persistance intervient quelquefois pour expliquer la genèse des épidémies, la désinfection est justifiée dans tous les cas. Les mesures à ordonner et à exécuter se trouvent exposées dans tous les traités d'hygiène et dans les instructions du Comité consultatif d'hygiène.

INDEX BIBLIOGRAPHIQUE

ROUX et YERSIN. — Annales de l'Institut Pasteur, 1888, 1889, 1890.

D'ESPINE et MARIGNAC. — Revue médicale de la Suisse Romande.

LEDOUX-LEBARD. — Archives de Médecine expérimentale 1893.

PERNICE et SCAGLIONI. — Riforma Medica. Juin 1895, traduit In Gazette hebdomadaire 1895, p. 609.

Dictionnaire encyclopédique des sciences médicales. — (Art. Diphtérie).

TROUSSEAU. — Cliniques de l'Hôtel-Dieu, tome I.

Revue d'hygiène 1879, p. 782.

J. SIMON, GRANCHER, GRELLET. — Bulletin médical 1889.

SEVESTRE. — Progrès médical, 1889 et 1890.

TEISSIER. — Congrès d'hygiène de Vienne 1887.

CORNIL et BABÈS. — Les bactéries, tome II.

RICHARD, HOEL, HAUSER, LE ROY DES BARRES. — Congrès d'hygiène de Paris 1889.

DESCHAMPS. — Revue d'hygiène 1893, p. 241.

AASER. — Journal de médecine et de chirurgie, 1895.

BARD. — Lyon médical 1889.

OLLIVIER. — Rapport sur les épidémies de 1887.

ALMIQUIST. — Zeitschrift für Hygiene 1887. Tome II, p. 1.

FLÜGGE. — Zeitschrift für Hygiene 1894.

Bulletin administratif de la mairie de Lyon 1885-1895.

Bureau municipal d'hygiène et de statistique de la ville de Lyon 1892-1895.

Archives du bureau d'hygiène de la ville de Lyon. Diphtérie, 1890-1895.

BARD. — Concours médical 1896.

ARNOULD. — La désinfection publique.

www.ingramcontent.com/pod-product-compliance
Ingram Content Group UK Ltd.
Pitfield, Milton Keynes, MK11 3LW, UK
UKHW021005180726
13838UKWH00003B/1462